AF383749

CONTRIBUTION A L'ÉTUDE

DES

# ANGIOMES PRIMITIFS DES MUSCLES STRIÉS

PAR

Le Dr Albert GERME



PARIS

G. STEINHEIL, ÉDITEUR

2, RUE CASIMIR-DELAVIGNE, 2

1900

# CONTRIBUTION A L'ÉTUDE



# ANGIOMES PRIMITIFS DES MUSCLES STRIÉS

# CONTRIBUTION A L'ÉTUDE



# ANGIOMES PRIMITIFS DES MUSCLES STRIÉS

PAR

## Le D$^r$ Albert GERME

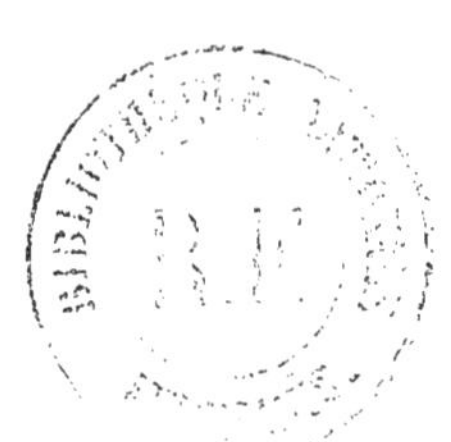

PARIS

G. STEINHEIL, ÉDITEUR

2, RUE CASIMIR-DELAVIGNE, 2

1900

# CONTRIBUTION A L'ÉTUDE

DES

## ANGIOMES PRIMITIFS DES MUSCLES STRIÉS

Les angiomes primitifs constituent une variété de tumeurs rarement observées dans les muscles striés de l'homme. Nous ne nous occuperons, en effet, dans cette étude, que des angiomes des muscles des membres, de la tête et du tronc, éliminant les angiomes qui siègent soit dans l'orbiculaire des lèvres, soit dans la masse charnue de la langue. Les tumeurs érectiles de ces deux derniers muscles sont, en effet, d'une part relativement plus fréquentes, d'autre part elles possèdent, par le fait même de leur siège, une séméiologie spéciale ; leur étude se trouverait plus à sa place jointe à celle des tumeurs des lèvres et de la langue.

Jusqu'ici la science ne compte, autant que nous avons pu nous en rendre compte par l'étude que nous avons faite de la littérature, que 21 observations d'angiomes primitifs des muscles striés. Nous y joignons une observation encore inconnue en France, de Warneck ; plus une observation inédite recueillie dans le service du professeur Tillaux par le D^r Launay, alors qu'il y était interne.

Ce qui fait l'intérêt des tumeurs que nous voulons étudier ici, c'est surtout, croyons-nous, la difficulté de leur diagnostic clinique, et la discussion de la question de l'intervention chirurgicale à pratiquer lorsque l'on se trouve en présence d'une de ces tumeurs.

Nous rappellerons cependant aussi ce que l'on sait actuellement de l'étiologie et de l'anatomie pathologique de ces angiomes.

# CHAPITRE PREMIER

## Étiologie.

Il est un fait dominant dans l'étude des angiomes en général, c'est leur congénitalité. Retrouvons-nous cette étiologie pour les angiomes musculaires ? Certes pas avec la même fréquence que pour les angiomes cutanés ; en effet, à cause de son siège souvent profond, au milieu d'une masse musculaire d'un membre, par exemple, la tumeur a pu passer inaperçue et ne se manifester que le jour où un traumatisme portant sur la région où elle siège, l'aura fait brusquement augmenter de volume, ou simplement rendue douloureuse. Néanmoins, il semble très rationnel d'admettre que le plus souvent, ici comme pour les angiomes cutanés, la tumeur est congénitale. Dans notre cas personnel, notamment, la famille de la malade avait remarqué la présence de la tumeur dès l'âge de deux ans.

Cependant, on peut admettre également que, dans un certain nombre de cas, plus rares, il est vrai, l'angiome est d'origine traumatique. Dans ces cas, on peut admettre que l'angiome se développe, comme le fait plus souvent l'anévrysme cirsoïde, par broiement des vaisseaux capillaires amenant leur rupture ; des lacunes se trouvent ainsi formées, lacunes dans lesquelles le sang peut circuler, et passer des artères dans les veines. Évidemment ce mécanisme de formation des angiomes est très rare, car les conditions mêmes de sa formation sont très exceptionnellement réalisées.

Le sexe des malades porteurs d'angiomes musculaires ne présente rien de particulier à signaler ; on observe ces tumeurs à peu près aussi souvent chez les hommes que chez les femmes ; tandis que, pour les angiomes cutanés par exemple, la prédominance du sexe féminin est notée par tous les auteurs, allant même du simple au double.

L'âge des malades est également très variable. Liston a opéré un enfant de 10 ans, Demarquay une femme de 29 ans ; notre malade avait 20 ans ; Teevan a opéré un vieillard de 70 ans.

Le siège de ces angiomes musculaires ne présente également rien de fixe : on les a rencontrés dans le triceps fémoral, les jumeaux, le trapèze, le deltoïde, le long supinateur, le grand dentelé, le grand pectoral ; dans notre cas, la tumeur siégeait au niveau des insertions du grand rond sur l'omoplate.

Nous reviendrons d'ailleurs sur ce point à propos de l'anatomie pathologique.

Nous voyons par l'étude de ces quelques notions

d'étiologie que ce n'est certainement pas d'après elles que l'on pourra faire cliniquement le diagnostic d'angiome musculaire.

L'étude des symptômes nous montrera, au contraire, que leur recherche soignée pourra permettre sinon d'en faire le diagnostic, du moins d'en soupçonner l'existence avant l'opération.

# CHAPITRE II



**Anatomie pathologique.**

La plupart des anatomo-pathologistes ont rencontré des tumeurs érectiles dans les muscles.

Cruveilhier en rapporte plusieurs exemples remarquables (*Atlas d'Anat. pathol.*, liv. XXX, pl. 5; liv. XXIII, pl. 3 et 4. *Anat. Pathol. gén.*, t. III, p. 880).

Nélaton dit que la transformation érectile des muscles est chose plus fréquente qu'on ne l'admet généralement. Mais nous devons faire remarquer dès l'abord, que nous n'envisageons ici que les cas d'angiomes primitifs, faisant abstraction des tumeurs érectiles primitivement cutanées ou sous-cutanées, qui ont ensuite envahi secondairement une masse musculaire sous-jacente. De la sorte, le nombre des cas se trouve singulièrement diminué et, actuellement, nous n'en connaissons que 22 cas publiés auxquels nous ajoutons le cas personnel recueilli chez le professeur Tillaux.

Broca, dans son *Traité des Tumeurs*, à l'article « Tumeurs érectiles », parle des angiomes musculaires et dit : « Ce qui m'a frappé dans toutes les observations, c'est que les tumeurs érectiles des muscles sont toujours principalement veineuses. » Ceci paraît aujourd'hui un peu bizarre au premier abord ; une tumeur érectile veineuse ne se comprend plus ; mais nous nous empressons de faire remarquer que Broca entendait simplement par là désigner un caractère macroscopique des tumeurs érectiles, leur coloration, comme le fait si justement remarquer M. Delbet dans son article du *Traité de Chirurgie*, (t. I, p. 441). En effet, la remarque de Broca devient ainsi très juste ; car le plus souvent les angiomes musculaires sont d'une couleur rouge violacé, se rapprochant ainsi des tumeurs érectiles, dites veineuses, par Broca.

Cornil et Ranvier, dans leur *Traité d'Histologie pathologique* (1884, p. 540) disent simplement : « les angiomes musculaires simples ou caverneux ne sont pas très rares ; il ne faut pas les confondre avec des varices ».

De même Ziegler (*Handb. der Pathol. Anat.*, t. II) cite simplement les angiomes des muscles, comme possibles, sans insister davantage.

Cependant, il nous paraît intéressant de décrire avec quelques détails, l'aspect macroscopique de ces tumeurs, puis leur structure histologique telle qu'on l'a généralement observée.

Macroscopiquement les angiomes musculaires se

présentent ordinairement sous la forme de tumeurs
d'un volume qui varie entre celui d'une noix et celui
d'une grosse orange. L'aspect est différent suivant
que l'on considère la tumeur encore remplie de sang,
telle qu'on la voit, par exemple, au moment d'une
opération, lorsque après incision des couches super-
ficielles, on arrive sur la tumeur ; elle est alors d'une
couleur rouge violacé, présentant souvent à sa surface des bosselures bleuâtres, formées par des veines
distendues (tumeurs érectiles veineuses de Broca).
Généralement, la tumeur est molle ; on peut, par une
pression continue, en chasser le sang ; parfois la
tumeur présente en certains points une consistance
très dure ; c'est qu'alors, il s'est développé dans un
sinus veineux un phébolithe analogue en tous points
à ceux que l'on observe dans les varices anciennes.
Parfois aussi, certains points de la tumeur saillent
sous forme de kystes distendus par un liquide séreux ;
ce sont de véritables kystes par rétention, développés
dans un tronc vasculaire oblitéré, ainsi que Tillaux
l'a signalé dans l'un de ses cas. La tumeur ne présente
qu'une adhérence relativement faible avec les tissus
environnants ; on peut, en général, la disséquer assez
facilement, ce qui, on le comprend, a une grande
importance au point de vue opératoire.

Si la tumeur est examinée, vide de sang, par
exemple après son ablation, ou encore au cours de
l'opération, lorsque l'on s'est servi de la bande

d'Esmarch pour faire l'hémostase préventive, elle perd naturellement en grande partie sa couleur rouge ou bleuâtre, elle est alors plutôt grise ; mais là encore on retrouve des dilatations serpentines à sa surface, formées par des vaisseaux dilatés ; sa consistance est alors assez ferme, quoique montrant encore un certain degré de dépressibilité.

Lorsque l'on pratique une coupe de l'une de ces tumeurs, on voit à l'œil nu qu'elle se décompose en petits champs assez inégaux, en nombre variable, séparés les uns des autres par des cloisons connectives. Ces champs représentent les surfaces de section des vaisseaux dilatés dont est formée la tumeur ; parfois dans ces lumières vasculaires, se rencontrent des caillots, résultant de thromboses à l'intérieur des sinus veineux. Si l'on se trouve en présence d'un angiome simple, les pertuis vasculaires dont est creusée la tumeur sont très nombreux et très fins, et seule l'étude histologique montre nettement leur nature véritable. Le diagnostic macroscopique est plus facile lorsqu'il s'agit d'angiome caverneux, à vastes cavités remplies de sang ou de caillots ; dans ces cas on peut presque affirmer le diagnostic d'emblée ; cependant une réserve s'impose et dans un cas que nous avons emprunté au service du D<sup>r</sup> Reclus, on crut au moment de l'opération avoir affaire à un angiome caverneux, alors qu'il s'agissait en réalité de sarcome télangiectasique, ainsi que le montra l'examen histologique pratiqué par M. Pilliet.

Parfois aussi la tumeur renferme à sa périphérie une assez grande quantité de tissu graisseux : il s'agit souvent dans ces cas d'angiolipomes, analogues à ceux que l'on rencontre si fréquemment dans le tissu cellulaire sous-cutané. Leur diagnostic anatomique est facile à cause de la présence simultanée de lumières vasculaires dilatées, souvent encore remplies de sang et de tissu graisseux environnant les vaisseaux.

Au point de vue du siège de ces tumeurs, on voit, d'après l'étude des différents cas publiés, que les angiomes peuvent siéger un peu partout, sans que l'on puisse tirer de conclusions de leur distribution topographique.

Cinq fois ils siégeaient dans le quadriceps fémoral, deux fois dans le grand dentelé ; une fois dans le trapèze ; une fois dans le deltoïde ; une fois dans le long supinateur, une fois dans le soléaire, quatre fois dans le fléchisseur superficiel de l'avant-bras, une fois dans les muscles du pouce, une fois dans les muscles de la nuque, une fois dans le demi-membraneux, une fois dans le grand droit de l'abdomen : enfin, dans notre cas, dans le grand rond.

Au point de vue histologique on peut distinguer deux formes principales d'angiome musculaire ; c'est d'ailleurs la même distinction que l'on adopte pour les angiomes cutanés, par exemple, beaucoup plus fréquents que les tumeurs que nous étudions :

1° Les angiomes simples.

2° Les angiomes caverneux.

Au point de vue histologique, les premiers, nommés angiomes simples, sont formés, comme on le sait, par des amas de vaisseaux capillaires qui ont subi les modifications suivantes : ils sont allongés, par conséquent flexueux ; ils sont dilatés et leur lumière présente un calibre essentiellement irrégulier, atteignant en certains points jusqu'à 40 ou 60 $\mu$. Enfin ils sont épaissis et leur paroi au lieu d'être formée d'une seule lame transparente, semble formée par une série de strates superposées. La surface interne de ces capillaires est d'ailleurs recouverte d'un endothélium analogue à celui qui tapisse tout le système vasculaire sanguin. Dans les espaces qui séparent les vaisseaux, on rencontre un tissu conjonctif embryonnaire, parfois vaguement fibrillaire.

C'est de l'abondance ou de la rareté de ces espaces intercapillaires que dépendra l'évolution de l'angiome vers la forme caverneuse. Une figure classique de Rindfleisch prouve ce fait d'une façon évidente.

Dans l'angiome caverneux, les parois des capillaires sont arrivées au contact les unes des autres ; on croirait, en regardant une coupe histologique de l'un de ces angiomes, se trouver en présence d'une coupe de corps caverneux du pénis, par exemple. On y voit en effet des trabécules, formées de tissu conjonctif fibreux renfermant des vaisseaux nourriciers et même des nerfs (Esmarch). La face interne de ces travées est recouverte d'un endothélium vasculaire continu. A l'intérieur des lacunes on ne voit que du sang, parfois coagulé s'il y a eu thrombose.

A la périphérie, l'angiome peut être bien limité, nettement circonscrit par une vraie membrane d'enveloppe, comme l'a bien signalé Monod pour les angiolipomes sous-cutanés. Dans d'autres cas, heureusement plus rares, car ils ont une grande tendance à la marche rapide et à la dégénérescence en anévrysmes cirsoïdes, les angiomes ne sont pas nettement limités, mais plus ou moins diffus, avec des ramescences vers les tissus voisins. En général, dans les angiomes musculaires nous avons vu que la première forme d'angiome enkysté était plus fréquemment observée.

Les modifications que l'on observe sur les éléments du muscle strié dissocié par le néoplasme sont importantes à connaître et Bonnet les a bien décrites dans le cas personnel qu'il rapporte dans sa thèse. Le parenchyme musculaire en contact immédiat avec la tumeur, repoussé excentriquement par son développement, se trouve en quelque sorte étouffé, supplanté par l'accroissement pathologique de ce tissu interstitiel entièrement vasculaire qu'est l'angiome. Ce sont donc surtout des lésions d'atrophie de la fibre musculaire striée que l'on rencontrera au voisinage d'un angiome dans un muscle, lésions caractérisées par la dégénérescence, soit granuleuse, soit vitreuse de la substance contractile.

Mais c'est la première qui se rencontre le plus fréquemment, indiquant, jointe à la prolifération nucléaire abondante qu'on y rencontre généralement, que la fibre musculaire n'est pas morte brusquement, mais a réagi, avant de disparaître.

Au point de vue pathogénique, il est bien probable que les angiomes musculaires se développent aux dépens des capillaires interfasciculaires du muscle préexistant ; on sait en effet quelle est la richesse de ce réseau de capillaires interfasciculaires à l'état normal ; l'angiome simple n'est que la prolifération et l'augmentation considérable de nombre, de volume et d'épaisseur de ces capillaires normaux.

L'angiome caverneux n'est qu'un stade plus avancé de développement de cet angiome simple, suivant le mécanisme habituel, bien connu aujourd'hui, d'ectasie des vaisseaux, avec amincissement progressif des trabécules intervasculaires.

La transformation de ces angiomes en anévrysme cirsoïde est rare ; elle n'est guère notée que danstle cas de Reboul. Mais sa gravité est considérable et le fait seul de sa possibilité indique qu'en présence d'un angiome musculaire diagnostiqué ou même supposé il faut intervenir.

G.2

# CHAPITRE III

## Symptômes.

Les signes cliniques qui permettent de diagnostiquer un angiome musculaire primitif sont loin d'être suffisamment précis pour que l'on puisse affirmer avant l'intervention que c'est bien à un angiome et non par exemple à un sarcome que l'on a affaire.

Évidemment, si l'on se trouve en présence d'une tumeur musculaire, faisant corps avec le muscle, très légèrement réductible, indolore à la pression, et qu'il y ait en même temps sur la peau de la région sus-jacente au muscle, un angiome cutané, le diagnostic est relativement facile ; c'est par exemple le cas du malade observé par Liston, et chez lequel le grand chirurgien anglais fit d'ailleurs ce diagnostic avant l'intervention. Mais ce cas n'est pas fréquent en clinique et nous voyons au contraire, à la lecture des observations publiées, que le plus souvent la peau qui recouvre le muscle malade est saine et que la tumeur musculaire profonde est *indépendante de la peau,* qui glisse sur elle et que l'on peut aisément mobiliser. C'est là un premier caractère assez important, car il prouve que l'on a affaire à une tumeur primitive du muscle.

La tumeur est généralement de consistance *molle*, c'est là un second caractère important ; néanmoins, en cas d'angiome avec phlébolithe ou kystes secondaires, il peut y avoir en certains points de la tumeur des masses plus ou moins arrondies et dures au toucher (cas de Tillaux). Parfois la tumeur est *lobulée*, d'une lobulation qui ressemble beaucoup à celle du lipome ; ce qui n'est certes pas fait pour rendre plus aisé un diagnostic déjà si difficile. Rarement la tumeur est bien *limitée ;* généralement, au contraire, elle est diffuse et se perd insensiblement dans les tissus musculaires voisins, bien que, anatomiquement, l'angiome musculaire soit au contraire le plus souvent bien limité et sans tendance à envahir les tissus voisins. Si l'on fait contracter le muscle porteur de l'angiome, on voit que la tumeur se *mobilise* avec lui, preuve évidente qu'elle lui adhère et fait intimement corps avec lui.

En clinique, pour le diagnostic des angiomes des différents muscles, il faudra se guider sur l'anatomie normale pour reconnaître le muscle qui est vraisemblablement le siège de la tumeur et le faire contracter, de préférence isolément si cela est possible. Par exemple, pour une tumeur érectile profonde du grand pectoral, on pourrait utilement employer la manœuvre décrite par le professeur Tillaux dans ses cliniques, pour rechercher l'adhérence d'une tumeur du sein au grand pectoral, manœuvre qui consiste à commander au malade de rapprocher fortement le bras du corps, pendant que le chirurgien s'oppose à ce mouvement ; on sent ainsi, avec la plus grande netteté, le muscle se contracter et la tumeur qui lui adhère, devenir immobile, par le fait même de cette contraction.

En général aussi, cette contraction du muscle malade amène des changements dans la forme de la tumeur ainsi que dans sa consistance. Souvent la tumeur devient plus dure et plus volumineuse pendant la contraction, par le fait même de la turgescence vasculaire physiologique que présente le muscle à ce moment.

Une tumeur érectile quelconque a comme caractère primordial d'être sinon complètement, du moins partiellement *réductible*. Ce caractère est donc d'une extrême importance pour le diagnostic des angiomes en général ; il se retrouve aussi dans les angiomes musculaires, bien que moins nettement que dans les angiomes cutanés ou sous-cutanés, à cause de la profondeur même du siège de la tumeur. En présence de ce signe, on devra penser immédiatement à une tumeur vasculaire, puisque ce signe est pathognomonique de ces sortes de tumeurs ; mais il faut chercher encore un signe négatif d'une grande importance, à savoir, *l'absence d'expansion* ; on sait en effet que l'expansion est un signe certain d'anévrysme artériel ; il ne faut pas confondre cette expansion, qui se manifeste non seulement par un soulèvement du doigt qui explore, mais encore par un changement de forme et de volume de la tumeur, bien caractéristique. En effet, l'impulsion, qu'il faut bien différencier de l'expansion, peut n'être que le choc pulsatile d'une artère sous-jacente, transmis à la tumeur. De même, l'impulsion peut exister dans les gros angiomes musculaires répondant à la forme anatomique dite caverneuse. Liston signale le fait dans son cas : la tumeur avait présenté des battements pendant assez longtemps, et il est probable que si on observait plus souvent les angiomes musculaires à une période peu avancée de leur évolution, on rencontrerait plus souvent ce signe. De même, un *souffle* vasculaire peut être entendu, dans un angiome musculaire de forme caverneuse, avec grosse dilatation vasculaire, bien que ce fait soit très rare. En tous cas, le point important à retenir, c'est que jamais un angiome ne présente d'expansion, signe caractéristique des anévrysmes artériels ou artério-veineux.

La ponction exploratrice a été quelquefois pratiquée dans des angiomes musculaires et le fait se comprend facilement, puisque ce n'est pas une tumeur d'un diagnostic facile. Cette ponction, qui, faite avec toutes les précautions aseptiques habituelles et avec une aiguille capillaire, ne présente pas de dangers, ne ramène que du sang, ce qui n'éclaire pas beaucoup le diagnostic, mais permet cependant d'éliminer le kyste hydatique et l'abcès froid.

Les phénomènes subjectifs causés par la présence d'un angiome sont rarement très considérables et certainement d'une beaucoup moins grande valeur que les signes physiques que nous venons d'étudier. On a noté quelquefois des douleurs assez vives spontanées (Demarquay, de Morgan, cas personnel) ; quelquefois des fourmillements dans l'extrémité du membre supérieur ou inférieur (Magon). Mais ordinairement ces symptômes sont peu prononcés et consistent simplement le plus souvent en une certaine *gêne*, variable avec le volume de la tumeur. Dans le cas de M. Le Dentu, l'angiome qui occupait le soléaire avait comprimé le nerf tibial postérieur, ce qui avait fait croire à un névrome, car il existe de la rétraction du triceps sural. Le siège anatomique de la tumeur ne peut pas non plus apporter beaucoup de lumière pour son diagnostic. Nous avons vu en effet à l'anatomie pathologique que ces tumeurs peuvent siéger dans les muscles les plus variés ; le muscle le plus souvent atteint a été cependant le quadriceps crural (5 fois).

La marche et l'évolution de la tumeur sont au contraire importantes à considérer ; l'angiome musculaire est une tumeur à marche généralement *très lente ;* de plus, son apparition date souvent de la première enfance, ce qui ne peut nous étonner, puisque nous savons qu'elle est le plus souvent *congénitale*. Ces deux caractères, congénitalité ou du moins date très ancienne d'apparition de la tumeur, et, d'autre part, marche extrêmement lente de la tumeur, permettront seuls, dans bien des cas, de faire le diagnostic, ou du moins d'incliner à croire qu'il s'agit d'une tumeur érectile intramusculaire.

# CHAPITRE IV

## Diagnostic.

Le diagnostic clinique d'angiome primitif est-il possible ? Nous répondrons par l'affirmative, puisque Liston fit une fois ce diagnostic avant l'opération. Mais nous nous empressons d'ajouter que c'est un diagnostic difficile, le plus souvent même un simple diagnostic de vraisemblance. En effet, en présence d'une tumeur nettement intra-musculaire, faisant corps avec le muscle, d'une consistance mollasse, un peu lobulée, légèrement réductible, peu douloureuse spontanément et à la pression, à quoi doit-on penser ? Le premier diagnostic qui se présente est celui de lipome, à cause de la mollesse et de la lobulation de la tumeur ; mais le lipome musculaire est tellement rare (4 cas de Follin, de Bouisson, de Volkmann et de Farabeuf) que Parmentier a dit avec raison, qu'en présence d'une tumenr primitive intramusculaire, le diagnostic de lipome doit être systématiquement écarté. On peut ensuite penser avec beaucoup plus de raison à un *sarcome ;* le sarcome est en effet une tumeur fréquemment observée à l'état primitif dans les muscles ; c'est surtout avec la forme dite par les anciens auteurs « sarcome hématode » que le diagnostic est particulièrement difficile, et c'est ce fait qui nous a conduit à citer ici, à titre d'exemple, un sarcome primitif intra-musculaire que nous devons à l'obligeance du D<sup>r</sup> Reclus d'avoir pu rapporter.

Les analogies cliniques sont grandes, en effet, entre l'angiome et le sarcome primitif des muscles. Le sarcome primitif musculaire se présente souvent sous la forme d'une tumeur molle, adhérant au muscle, fluctuante en certains points, parfois légèrement réductible, à limites peu précises et difficiles à déterminer, ne présentant le plus souvent ni battements ni impulsion, sauf le cas rare de sarcome télangiectasique (qui est alors, le plus souvent, non plus primitif, mais consécutif à une tumeur osseuse ou périostique sous-jacente, de même nature). La ponction exploratrice peut, ou rester blanche ou donner du sang, ce qui n'éclairera pas le diagnostic. On voit que dans ces cas, il est extrêmement difficile de se prononcer sur la nature exacte de la tumeur avant l'opération, surtout si la date du début de la tumeur a passé inaperçue du malade, ce qui est loin d'être rare.

Les autres tumeurs musculaires sont d'un diagnostic relativement beaucoup plus facile : les fibromes primitifs musculaires sont des tumeurs *dures*, jamais fluctuantes ni réductibles; ordinairement bien limitées, à contours nets. Ces caractères sont suffisants pour les éliminer, lorsque l'on se trouve en présence du cas que nous avons supposé.

Les *ostéomes* ou les chondromes primitifs des muscles sont de même des tumeurs *très dures*, absolument différentes de l'angiome ou du sarcome ; de plus, elles se présentent en certains points spéciaux du système musculaire, par exemple des adducteurs de la cuisse (ostéomes des cavaliers), brachial antérieur, deltoïde (Exercierknochen des Allemands); leur pathogénie est aujourd'hui bien établie; ce sont des tumeurs dues à l'ossification de lambeaux périostiques arrachés dans un effort ou un traumatisme.

Rappelons également le diagnostic parfois difficile avec la hernie musculaire. La hernie musculaire vraie, non traumatique, d'ailleurs très rare, se développe parfois insidieusement et se présente alors sous l'aspect d'une tumeur pseudo-fluctuante très apparente sur le muscle au repos non étendu, disparaissant entièrement lorsque le muscle est étendu passivement, disparaissant également d'une façon absolue lorsque le muscle est contracté avec résistance. L'angiome ne présente aucun de ces caractères, car il ne disparaît pas lorsque le muscle au repos est étendu passivement, il durcit souvent lorsque le muscle se contracte et de plus il est partiellement réductible, signe que ne présente jamais une hernie musculaire. De même, la pseudo-hernie musculaire par rupture ressemble un peu au premier abord à un angiome musculaire, mais elle a pour elle un certain nombre de signes qui permettent de la reconnaître d'une façon presque certaine : d'abord, son apparition à la suite d'un traumatisme qui a dû toujours être assez violent, puisqu'il a pu déterminer une rupture musculai;re ensuite le fait qu'elle présente parfois un pédicule, qu'elle augmente et durcit sur le muscle qui se contracte, qu'elle est peu apparente sur le muscle étendu au repos. En somme, nous voyons que le diagnostic différentiel de l'angiome d'avec la hernie musculaire vraie et la pseudo-hernie, s'il est parfois à discuter, est toujours possible, grâce à l'ensemble de signes particuliers que présentent ces deux affections.

Le cancer primitif des muscles, décrit par les anciens auteurs, n'existe pas : le carcinome, qui n'est qu'un épithéliome atypique, ne peut se développer dans un tissu d'origine purement mésodermique tel que le muscle.

Restent les productions kystiques dues au développement dans l'intérieur du muscle de la larve du tænia échinocoque ; les kystes hydatiques des muscles sont rarement diagnostiqués, bien que Dupuytren et Nélaton aient fait ce diagnostic. La tumeur se présente comme une tumeur de forme généralement ovoïde ou fusiforme, nettement fluctuante, parfois même, rénitente, quand le kyste est très tendu, indolore, développée lentement, sans phénomènes généraux, ni locaux autres que parfois un peu de gêne dans certains mouvements. Le diagnostic ne pourra se faire avant l'opération que par une ponction exploratrice, qui ramènera du liquide hydatique, clair comme de l'eau de roche, dans lequel, parfois, le microscope pourra reconnaître la présence des crochets caractéristiques.

Les kystes dus à la présence de cysticerques ne sont que des trouvailles d'autopsie et leur diagnostic clinique n'a jamais été fait sur le vivant.

Enfin, un abcès froid ossifluent, profondément caché sous des masses musculaires, pourra parfois en imposer pour un sarcome ou un angiome musculaire. Dans ces cas, il faudra attentivement examiner le squelette de la région, chercher s'il n'existe pas de points douloureux révélant l'ostéite tuberculeuse primitive.

L'état général du sujet, souvent atteint de tuberculose viscérale, permettra aussi de penser avec quelque raison à un abcès froid. Mais la ponction exploratrice qui ramènera quelques gouttes de pus séreux, mal lié, avec débris caséeux, permettra seule d'être affirmatif avant l'intervention.

De même, il nous semble bien difficile de confondre un hématome musculaire, avec un angiome. L'hématome est dû toujours à la rupture des petits vaisseaux intramusculaires, à la suite d'un traumatisme ; ce fait est capital et la notion étiologique, ici, fait faire le dia-

gnostic; de plus, l'hématome musculaire est surtout
fréquent dans les muscles de l'abdomen (grand droit
surtout, Virchow) et dans les muscles superficiels des
membres et du tronc (pectoral, observation de Teevan,
cité par Després). Au début, peu de temps après le
traumatisme, l'hématome musculaire est nettement
fluctuant, non réductible; la ponction exploratrice
ramène du sang noirâtre ; mais assez rapidement le
sang se coagule, et la ponction reste alors blanche, d'autant plus que la paroi de l'hématome s'épaissit rapidement, devenant même souvent calcaire en certains
points. Le diagnostic de ces vieux hématomes à parois
calcifiées est difficile; mais on devra penser, quand on
se trouve en présence de l'un d'eux, à un fibrome ou
à un ostéome plutôt qu'à un angiome, à cause de la
dureté de la tumeur et de son absence complète de
réductibilité.

Nous voyons, en résumé, que le diagnostic clinique
de l'angiome musculaire est très difficile, et que la con-
fusion la plus fréquente et la plus excusable d'ailleurs
est celle que l'on peut faire de l'angiome avec le sarcome hématode. Le cas que nous rapportons ici, rend
bien évidente la difficulté de ce diagnostic, puisque
dans ce cas, le diagnostic n'a pu être établi qu'à l'examen histologique et que même, une fois la tumeur
enlevée, au simple examen à l'œil nu, on ne pouvait
dire s'il s'agissait d'un angiome caverneux ou d'un
sarcome hématode.

# CHAPITRE V

**Pronostic et Traitement.**

Le pronostic de l'angiome musculaire n'a pas de gravité immédiate ; mais le pronostic éloigné est toujours sérieux. On sait, en effet, que l'angiome peut toujours dégénérer en anévrysme cirsoïde, tumeur d'une gravité considérable ; bien que jusqu'à présent on ait rarement constaté le fait pour les angiomes musculaires (un seul cas de Liston), on doit, néanmoins, considérer un angiome musculaire comme une tumeur assez grave et nécessitant une intervention.

Nous allons maintenant étudier quelle sera cette intervention.

On a appliqué aux angiomes trois principales méthodes de traitement :

1º Celles qui ont pour but d'obtenir la coagulation du sang ;

2º Celles qui tendent à produire une inflammation légère suivie de rétraction ;

3º Celles qui détruisent complètement l'angiome.

Il est évident que les deux premières catégories de

méthodes opératoires, applicables à la rigueur aux angiomes cutanés et sous-cutanés, ne sauraient en aucune façon s'appliquer aux angiomes qui nous occupent, tumeurs profondes, situées souvent à plusieurs centimètres de la surface cutanée. Restent donc les méthodes destructives.

Nous ne citerons que pour mémoire la méthode des caustiques, qui présente le grave inconvénient de produire des escarres et d'avoir une action impossible à limiter. De même, l'ignipuncture et l'électrolyse, souvent appliquées avec succès aux angiomes des téguments ou des muqueuses (langue, lèvres, face), ne sont pas, ou très difficilement possibles dans le cas particulier qui nous occupe. Reste *l'ablation au bistouri* : c'est le seul traitement rationnel que nous connaissions dans l'état actuel de la chirurgie, nos moyens d'hémostase nous permettant de combattre avec succès l'hémorrhagie d'une part, l'asepsie évitant sûrement d'autre part les dangers de l'infection locale et générale, particulièrement à craindre autrefois, lorsque l'on opérait sur des tissus extrêmement vasculaires.

L'extirpation au bistouri de la tumeur, préalablement bien mise à nu, par une incision cutanée suffisante, telle est la méthode que nous préconisons. D'ailleurs, pour justifier cette conduite, remarquons, d'une part, que la mortalité de cette opération est nulle, d'autre part, que le diagnostic anatomique étant impossible le plus souvent, même au moment de l'intervention, il sera toujours prudent d'enlever aussi complètement que possible une tumeur qui peut être un sarcome.

# OBSERVATIONS

## Observations connues.

I. — Virchow. *Pathologie des tumeurs* (trad. Aronsohn), 1876, t. IV, p. 60. Un cas personnel. (Muscles de l'éminence thénar.)

II. — Liston. *Med. Chir. Transaction*, 1842, XXVIII, p. 120. (Garçon de 10 ans. Creux poplité.)

III. — Ch. Robin. *Gaz. méd. de Paris*, 1854, p. 348. (Vaste interne.)

IV. — Holmes Coote. *London med. Gaz.*, 1852, p. 412. (Tumeur érectile congénitale du deltoïde.)

V. — Demarquay. *Union médicale*, 1861, p. 587. (Femme de 28 ans. Angiome du long supinateur.)

VI. — Maisonneuve. (Muscles de la nuque.)

VII. — Denonvilliers. (Droit antérieur de la cuisse), cité par Demarquay.

VIII. — Béraud. (Vaste interne). (*Loc. citato.*)

IX. — Billroth. *Virchow's Archiv*, t. VIII, p. 264. (Grand dorsal et deltoïde.)

X. — Clark. *The Lancet*, 1864. (Grand dorsal.)

XI. — Demarquay. (*Inédite*). (Demi-membraneux), citée par Hénocque. *Dictionn. Dechambre* (t. XI, p. 117).

XII. — Nélaton et Tillaux. *Bull. Soc. anatom.*, 1861, p. 10. (Rond pronateur.)

XIII. — Le Dentu. *Clinique chirurgicale*, 1892. (Muscle soléaire.)

XIV. — Volkmann. Cité par Hénocque. *Dict. Dechambre* Fléch. prof. des doigts), (t. XI, p. 117).

XV. — Magon. *Bull. Soc. anat.*, 1875. Opération du professeur Tillaux. (Angiome du fléchisseur superficiel de l'avant-bras avec phlébolithes et lipomes.)

XVI. — Vincent. *Lyon médical*, 1877. (Grand pectoral.)

XVII. — Muscatello. *Arch. f. path. Anat.* 135 Bd, 1894, p. 270. (Trapèze, fillette de 9 ans.)

XVIII. —          (Id.)                (*id.*)
          (Droit antérieur cuisse, jeune fille 18 ans.)

XIX. —          (Id.)                (*id.*)
          (Grand dentelé; opérée par Boeckel.)

XX. — Bonnet. Thèse Toulouse, 1894. (Opération de Vautrin. Muscle vaste interne.)

XXI. —Reboul. *Congrès Association française Saint-Étienne*, 1897. (Angiomes multiples, muscles de l'éminence thénar.)

XXII. — Warneck. *Centr. f. Chirurgie*, 1896, p. 183. (Vide infra.)

Dans toutes ces observations, le diagnostic histologique a été fait : caractère qui leur donne seul une valeur absolue.

### Observation de Warneck.

Nous avons cru bon de rapporter ici, *in extenso*, cette observation, car elle n'est pas encore connue ni publiée en France, tandis que les XXI premières sont les unes classiques, les autres rapportées en détail dans la thèse de Bonnet ou le travail de Muscatello.

M$^{lle}$ A. B..., 28 ans, est reçue le 2 novembre 1895 dans le service de gynécologie de l'hôpital de Moscou. La malade a été réglée à 16 ans ; tous les mois ses règles revenaient régulièrement pendant quatre jours, sans phénomènes douloureux. Cependant depuis 9 ans les règles sont un peu moins abondantes et un peu plus douloureuses. Les parties génitales sont d'ailleurs normales.

Il y a 10 ans, la malade a eu la fièvre typhoïde et depuis neuf ans elle porte sur la paroi abdominale, à gauche de la ligne médiane, une tumeur, qui a augmenté lentement et progressivement de volume. Au début, cette tumeur était tout à fait indolore ; depuis 5 ans la malade y ressent quelques douleurs, en général légères, un peu plus fortes, cependant, quand la malade a fait des efforts.

Il y a 2 ou 3 ans, il s'est fait un petit écoulement purulent par le nombril à trois reprises différentes. Depuis lors, il ne s'est plus rien passé de ce côté. A l'examen de la malade, on trouve sur la paroi abdominale, à gauche de la ligne médiane, au-dessous de l'ombilic, une tumeur assez dure, aplatie, lisse, large comme la paume de la main environ ; la peau normale à ce niveau ne présente pas d'adhérence avec la tumeur, car on peut facilement la mobiliser sur elle.

La tumeur elle-même est peu douloureuse à la palpation ; elle est mobile avec le muscle droit correspondant ; en effet, lorsque le ventre est bien souple, on peut facilement introduire les doigts derrière la tumeur, la saisir, la mobiliser et voir alors qu'elle fait corps avec le muscle et est absolument indépendante des organes contenus dans l'abdomen. L'ombilic est libre de toute suppuration, et paraît normal.

La malade est plutôt maigre, pâle et de constitution moyenne. Tous les autres organes examinés soigneusement sont sains. D'après l'histoire clinique et les signes de la tumeur, on porte le diagnostic vraisemblable de fibrome ou de fibro-sarcome, et l'on conclut à l'extirpation de la tumeur.

Le 3 novembre 1895, on fait, après anesthésie chloroformique, une incision longitudinale, parallèle à la ligne blanche ; on divise la peau, le tissu cellulaire, puis l'aponévrose superficielle des muscles de l'abdomen ; jusqu'ici l'hémorrhagie est insignifiante ; après section du feuillet antérieur de la gaine du muscle grand droit gauche, on tombe sur la tumeur ; on essaye de la libérer en la décollant des tissus voisins ; il faut pour cela déployer une certaine force, néanmoins le décollement se fait assez facilement en bas et au milieu. La tumeur occupe nettement toute l'épaisseur du muscle grand droit, faisant corps avec lui ; en son centre, la tumeur paraît plus dure et plus transparente qu'à la périphérie. En disséquant la partie supérieure de la tumeur, on provoque une hémorrhagie en nappe assez abondante ; l'application de pinces hémostatiques ne la fait pas diminuer et l'on n'arrive à la faire cesser complètement qu'en achevant rapidement l'énucléation de la tumeur en haut et en arrière. La tumeur étant ainsi enlevée, on suture le muscle en s'efforçant le plus possible d'en rétablir la continuité. La plaie aponévrotique et la peau sont ensuite réunies séparément. Pas de drainage. Ablation des fils le 11e jour.

A ce moment, il se produit un peu de suppuration à deux des orifices des fils. Cette légère suppuration disparaît rapidement.

La malade sort guérie le 29 novembre 1895.

*L'examen histologique* est pratiqué par le Dr NIKIFOROFF. Il s'agit d'un angiome hypertrophique développé dans le muscle grand droit de l'abdomen ; la tumeur est constituée par une grande quantité de petits vaisseaux néoformés qui ont repoussé excentriquement les fibres musculaires striées, en amenant ainsi l'atrophie.

## Observation inédite.

1. — *Service du* P$^r$ TILLAUX. — M$^{lle}$ M. B..., âgée de 20 ans, domestique. N'offre rien à relever dans ses antécédents héréditaires ou personnels.

Elle sait par sa famille, qu'elle porte depuis l'âge de 2 ans, une petite tumeur indolente, derrière l'épaule gauche. En février 1893, la malade fut prise d'une douleur subite dans cette épaule; elle entra alors à l'hôpital Cochin et y resta trois semaines. La douleur se calma et la malade sortit de l'hospice.

En janvier 1894, elle entre à l'hôpital de la Charité, dans le service du P$^r$ Tillaux. La tumeur avait légèrement augmenté de volume et l'inquiétait.

On constate la présence d'une tumeur, molle, lobulée, mal limitée, adhérente au bord axillaire de l'omoplate. Aucune impulsion ne peut être perçue dans la tumeur. Son volume peut être évalué à peu près à celui d'un œuf de poule, un point douloureux existe au niveau de l'angle inférieur de l'omoplate. Cette douleur ne se fait pas sentir pendant le repos, mais apparaît à la pression ou lorsque la malade exécute des mouvements du bras.

Le 12 janvier 1894, M. le P$^r$ Tillaux aborde la tumeur par une large incision; constate qu'elle est située dans l'épaisseur du muscle grand rond à son insertion sur l'omoplate. Elle n'occupe cependant pas toute l'étendue de cette insertion. Pour l'enlever, il faut inciser dans les plans musculaires et les désinsérer du scapulum. La tumeur présente l'aspect d'un amas de grains noirâtres, semblables à des grains de raisin et contenant du sang coagulé. Sutures. Réunion per primam. La malade sort de l'hôpital sans ressentir aucune douleur et sans que la tumeur ait le moins du monde récidivé.

*Examen histologique*, par le D$^r$ PILLIET, chef de laboratoire. — « La tumeur est d'aspect mûriforme et constituée par des grains irréguliers qui correspondent à des dilatations vasculaires marquées, entourées d'une trame spongieuse. Le contenu est du sang rouge. La paroi des grandes comme des petites cavités est découpée en festons irréguliers. Elle est constituée comme tout l'ensemble de la tumeur par un seul tissu formé de cellules étoilées et de fibres conjonctives fines rappelant la structure de l'endartère ou de l'endoveine. Elle est tapissée à sa face interne d'un endothélium continu.

« Les autres tuniques, les fibres musculaires lisses et élastiques, font défaut dans la paroi. On trouve encore quelques fibres musculaires striées, adhérentes à la trame, mais extérieures à elle.

« On n'a donc affaire, dit M. Pilliet, ni à des artères, ni à des veines, et la trame du tissu est celle des tumeurs congénitales, dans lesquelles les parois vasculaires ne sont pas différenciées. En résumé, il s'agit d'une tumeur érectile sanguine, intramusculaire et probablement congénitale. »

L'observation suivante que nous reproduisons avec la permission du D<sup>r</sup> Reclus, dans le service duquel elle a été prise par M. Launay, alors qu'il était son interne, est destinée à montrer les difficultés du diagnostic clinique entre un angiome et un sarcome hématode intramusculaire.

II. — *Service du D<sup>r</sup> Reclus.* — M. M..., âgé de 35 ans, charron ; aucun antécédent héréditaire ou personnel. Le malade ne présente aucun nævus ou tumeur érectile quelconque ; à l'âge de 19 ans, le malade reçoit un coup à l'endroit où siège aujourd'hui la tumeur et s'aperçoit peu après qu'il y avait en ce point une grosseur dont le volume était le même qu'aujourd'hui. Jamais cette tumeur ne l'a gêné. Le malade cependant a été réformé pour cette tumeur (prise probablement alors pour un abcès froid). Le malade est marié à 22 ans ; il a eu 5 enfants (2 morts de diphtérie, 1 du muguet (?) et 1 de convulsions). Il reste une fille qui ne présente aucun nævus, ni tumeur érectile. En mai 1894, le malade vient consulter à Broca, à cause d'une douleur survenue au niveau de la tumeur ; le diagnostic de lipome est alors porté. Il sort sans être opéré. Rien de nouveau jusqu'aux premiers jours d'avril. Alors, sans cause appréciable, nouvelles douleurs au siège de la tumeur, avec gonflement. Les douleurs s'irradiaient dans le bras jusqu'aux doigts. — Le malade entre à l'hôpital de la Pitié le 3 avril 1895, dans le service de M. le D<sup>r</sup> Reclus.

L'examen montre l'existence d'une tumeur siégeant à la hauteur de la pointe de l'omoplate gauche et en dehors d'elle. Cette tumeur est molle, nettement fluctuante en tous ses points. Les limites sont impossibles à préciser, ses bords se perdant insensiblement dans la profondeur. On n'y constate aucun battement, aucune impulsion. Elle est profondément située sous le muscle grand dorsal dont la contraction l'efface en partie ; elle adhère à la pointe de l'omoplate avec laquelle elle est mobile. La contraction des muscles de l'épaule (acte de rapprocher le coude du flanc) l'efface en partie. — Un point douloureux très net, unique, existe à la partie postérieure de la tumeur, vers la pointe du scapulum. Une ponction exploratrice ne donne aucun résultat. En présence de ces symptômes, le diagnostic de lipome probable est porté, mais M. Reclus fait des réserves sur le diagnostic, trouvant la tumeur trop fuyante sous le doigt et sous l'influence de la contraction musculaire.

Le 20 avril 1895, M. Reclus aborde la tumeur par une longue incision oblique en bas et en dedans, passant par la pointe de l'omoplate. La peau incisée, le muscle grand dorsal apparaît, recouvrant la pointe du scapulum et dessous la tumeur, cachée en partie par le muscle qu'elle déborde un peu en haut.

On sectionne le bord du grand dorsal pour mettre la tumeur à nu. Celle-ci présente à l'extérieur un aspect jaunâtre ; elle occupe la pointe de l'omoplate et une partie de sa face postérieure le long du bord axillaire, remontant un peu sur ce bord et dépassant l'omoplate vers l'aisselle, contre la paroi thoracique. Elle est très adhérente à l'os et cachée dans l'épaisseur du muscle grand rond. Pour la délimiter, il faut inciser les plans musculaires ; on découvre alors un grand nombre de grains noirâtres qui, incisés, laissent échapper du sang liquide et des caillots noirs. Il faut ainsi refouler en haut les muscles petit rond et sous-épineux maintenus par un écarteur et découvrir toute la portion scapulaire du muscle grand rond.

La tumeur, très adhérente à l'omoplate, occupe toute l'étendue de l'insertion du grand rond et se prolonge dans l'épaisseur du muscle vers l'aisselle. Il faut, pour l'extirper, sectionner le muscle dans sa partie moyenne et le désinsérer de l'omoplate. La large surface quadrangulaire d'insertion du grand rond sur la face postérieure du scapulum, le long du bord axillaire, apparaît alors dénudée.

Quelques grains restés dans la portion externe du muscle sont excisés ; puis le chef huméral du grand rond est suturé à la portion du grand dorsal sectionnée au début de l'opération. Quelques sutures prennent en masse les muscles grand dorsal et grand rond ainsi réunis, puis les muscles de l'omoplate pour assurer l'hémostase. Réunion de la peau.

*Examen de la pièce*, par M. PILLIET. — « Cette tumeur est parsemée de foyers sanguins, les coupes ont été faites en différents points.

Sur la périphérie de la tumeur, on voit le tissu musculaire strié dissocié par des cellules étoilées, formant un tissu sans homogénéité, infiltré d'une façon diffuse par des globules rouges ordinaires, sans noyaux.

Par d'autres points, pris au centre de la tumeur, on coupe des trajets remplis de sang et ressemblant à des veines dilatées.

Pourtant il n'existe autour de ces trajets rien qui rappelle la paroi d'un vaisseau adulte. Le sang est répandu en plein tissu de sarcome à cellules étoilées ; il refoule ce tissu et s'en forme une coque autour de laquelle les fibres musculaires comprimées se disposent en anses. Elles sont diminuées de volume et leurs noyaux sont augmentés de nombre. Ce sont donc des éléments en voie de résorption.

Les hémorrhagies paraissent s'être faites par poussées successives ; en effet, chacun de ces caillots volumineux et circonscrits, offre plusieurs strates de globules rouges, de caillots cruoriques à sa périphérie, et un noyau fibrineux, un caillot blanc à son centre.

*Diagnostic.* — Sarcome hématode, plutôt que télangiectasique qui ferait croire à la dilatation de vrais vaisseaux, quand il ne s'agit que de poches sanguines.

CONCLUSIONS

I. — Les angiomes primitifs des muscles striés,
quoique rares, existent néanmoins, ainsi que le
prouvent les 22 observations déjà connues, aux-
quelles nous en ajoutons une personnelle.

II. — Au point de vue histologique, les angiomes
musculaires répondent le plus souvent à la forme
caverneuse (tumeur érectile), plus rarement à la forme
simple de l'angiome.

III. — Les signes auxquels l'on peut reconnaître
un angiome musculaires primitif sont : l'adhérence
absolue de la tumeur au muscle, sa consistance molle,
sa lobulation souvent assez marquée, sa réductibilité partielle, son absence d'impulsion, son indo-
lence.
Le plus souvent, la tumeur est congénitale ou date
de la première enfance. Plus rarement elle reconnaît une
origine traumatique. Son siège est très variable ; elle
est toujours unique mais peut occuper indifféremment
les muscles les plus différents (quadriceps fémoral,
pectoraux, muscles de l'omoplate, grand droit de

l'abdomen, long supinateur, etc.). Elle ne détermine en général que de la gêne dans les mouvements, plus rarement des douleurs, irradiées dans le membre, ou de l'impotence fonctionnelle.

IV. — Le diagnostic clinique de l'angiome musculaire est très difficile ; on le confond le plus souvent avec le sarcome primitif musculaire, surtout dans sa forme télangiectasique. Les autres tumeurs musculaires solides (fibromes, ostéomes. lipomes) ou kystiques (kystes hydatiques, cysticerques, hématomes) sont beaucoup plus difficilement confondues avec l'angiome. Néanmoins, l'examen microscopique est toujours indispensable pour affirmer qu'il s'agit bien d'un angiome simple ou caverneux, et non d'un sarcome.

V. — Le traitement de l'angiome musculaire est son extirpation au bistouri, sous le couvert d'une hémostase et d'une asepsie parfaites. Jusqu'à présent la mortalité de cette intervention, appliquée aux angiomes musculaires, est absolument nulle.

# BIBLIOGRAPHIE

**Bonnet**. — Thèse de Toulouse, 1894.

**Broca**. — *Traité des Tumeurs*, 1869, t. II.

**Cornil et Ranvier**. — *Traité d'Histol. pathol.*, 1884, p. 540.

**Cruveilhier**. — *Atlas d'Anat. pathol.* liv. XXX, pl. 5 ; liv. XXIII, pl. 344. *Anat. path. génér.*, t. III, p. 880.

**Dechambre**. — *Dictionnaire encyclop.*, t. XI, p. 116.

**Desprès**. — Thèse d'Agrégation, 1886, p. 43.

**Le Dentu**. — *Clinique chirurgicale*, 1892.

**Muscatello**. — *Arch. f. pathol. anat.* Bd 135, 1894.

**Virchow**. — *Pathologie des Tumeurs*, 1876, t. IV, p. 60.

**Warnek**. — *Centr. f. Chirurgie*, 1896.


IMPRIMERIE A.-G. LEMALE, HAVRE